AF384168

8° T d 138
487

André TOURNADE

Médecin-Major de 1re classe
Professeur agrégé des Facultés de Médecine
Chef du Service de la Rééducation des Mutilés de la XVIIe Région.

LA RÉÉDUCATION PROFESSIONNELLE

DES

MUTILÉS DE LA GUERRE

Rôle du Service de Santé

PARIS
IMPRIMERIE-LIBRAIRIE MILITAIRE UNIVERSELLE
L. FOURNIER
264, Boulevard Saint-Germain, 264
(En face le Ministère de la Guerre)

1917

LA RÉÉDUCATION PROFESSIONNELLE

DES

MUTILÉS DE LA GUERRE

Rôle du Service de Santé

ANDRÉ TOURNADE

Médecin-Major de 1re classe
Professeur agrégé des Facultés de Médecine
Chef du Service de la Rééducation des Mutilés de la XVIIe Région.

LA RÉÉDUCATION PROFESSIONNELLE

DES

MUTILÉS DE LA GUERRE

Rôle du Service de Santé

PARIS
IMPRIMERIE-LIBRAIRIE MILITAIRE UNIVERSELLE
L. FOURNIER
264, Boulevard Saint-Germain, 264
(En face le Ministère de la Guerre)

1917

LA RÉÉDUCATION PROFESSIONNELLE
DES
MUTILÉS DE LA GUERRE

LE ROLE DU SERVICE DE SANTÉ

La reprise du travail par les blessés de la guerre est à l'ordre du jour ; initiatives privée et gouvernementale rivalisent à l'encourager : l'intérêt général et particulier l'exigent. Si le pays réclame pour sa défense présente et son relèvement futur le concours de toutes les énergies disponibles, de son côté, l'invalide gratifié d'une modique pension ne peut attendre que de son travail le complément des ressources qui lui sont nécessaires pour vivre. L'assistance de l'Etat consiste à lui faciliter son effort ; d'emblée par le placement, si ses mutilations sont compatibles avec la reprise de son ancien métier; au cas contraire, par l'offre d'une rééducation professionnelle préalable, utilisant au mieux les capacités physiques et intellectuelles restantes du sujet. Et, suivant le cas, ce terme de rééducation signifie : *réadaptation physique au travail, éducation technique complémentaire, acquisition d'un métier supplémentaire ou apprentissage nouveau.*

Le Service de Santé ne saurait se désintéresser de cette œuvre vitale. Mais la tâche qui lui incombe depuis la Circulaire du 2 Juin 1916, n'apparaît bien, qu'autant qu'on a d'abord embrassé dans son ensemble la question de la rééducation professionnelle, et précisé les difficultés multiples, psychologiques, prothétiques, techniques, administratives et financières de sa réalisation.

*
* *

Si après tant de brochures et d'articles parus sur cette question capitale (1), je prends la plume à mon tour,

---

(1) BITTARD. Rapport à M. le Ministre du Commerce et de l'Industrie sur la rééducation professionnelle des blessés, mutilés et estro-

c'est qu'il m'a semblé qu'un des aspects essentiels du problème a été généralement négligé. On n'a guère envisagé jusqu'ici que la réadaptation au travail du mutilé RÉFORMÉ : or, l'expérience a montré que c'est là une tentative décevante et que les Ecoles qui l'entreprennent connaissent à peu près toutes la crise du recrutement.

Mais avant de retourner dans leurs foyers, où ils demeureront sourds désormais aux appels des œuvres de rééducation, ces invalides restent de longs mois dans les hôpitaux militaires en instance de prothèse et de retraite. C'est pendant cette période d'attente inéluctable — sinon irréductible — où les blessés sont groupés, assujettis à une certaine discipline, et par là, plus accessibles aux tentatives de conversion au travail, que doit être entreprise leur rééducation professionnelle. Par le Service de Santé ? Mais, livré à ses propres moyens, il n'y saurait suffire : il n'a ni les ressour-

piés de la guerre. — *Bulletin de l'Enseignement technique*, 31 Décembre 1915, n° 12, p. 237-272.

BITTARD. Les blessés au travail. — *La Revue*, 1ᵉʳ Mars 1916.

Idem. Les Ecoles de blessés. — *Alcan* 1916.

BORNE. De la rééducation et de la réadaptation au travail. — *Rev. d'Hygiène et de police sanitaire*, t. XXXVII, Janv., Févr., Avril 1915. La rééducation et la réadaptation au travail des blessés et des mutilés de la guerre. — *Bull. de la Soc. d'encouragement pour l'Industrie Nationale*, Juillet-Août 1915.

BOURRILLON. Comment rééduquer nos invalides de la guerre. L'assistance aux mutilés en Danemark, Suède et Norvège. — *Berger-Levrault*, 1916, 188 p.

A. BROCA et DUCROQUET. La prothèse des amputés. Chap. X (Quelques principes de rééducation des mutilés). — *Masson* 1917.

CARLES. Les Ecoles professionnelles de blessés. — *Baillière et fils* 1915, 130 p.

DAUSSAT. L'Assistance aux Invalides et Mutilés de la guerre. — *Arch. de Méd. et de Pharm. Milit.*, Mai 1916, t. LXV, n° 5, p. 733-759.

JEANBRAU. L'Ecole professionnelle des blessés de la XVIᵉ région. — *Firmin et Montane*, Montpellier 1916, 96 p.

MOSNY. La rééducation professionnelle et la réadaptation au travail des estropiés et des mutilés de la guerre. — *Bull. de l'Ac. de Méd.*, 20 Avril 1915, n° 16, p. 458-472.

LÉON DE PAEUW. La rééducation professionnelle des grands blessés de guerre et l'Institut militaire belge de rééducation professionnelle de Port-Villez. — *Imp. I. M. B. R. P.* Port-Villez, 1916, 45 p.

P. RAMEIL. Proposition de loi tendant à l'obligation de la rééducation professionnelle des blessés et des mutilés de la guerre. — *Journal officiel*, 15 Avril 1916, n° 105.

STRAUSS. Rapport sur la proposition de loi tendant à l'obligation de la rééducation professionnelle des blessés et des mutilés de la guerre. (N° 261. Annexe au procès-verbal de la séance du Sénat du 4 Juillet 1916, 78 p.).

ces pécuniaires, ni les compétences techniques que possèdent, au contraire, si largement les OEuvres civiles : d'où nécessité d'un accord entre Elles et Lui par l'intermédiaire des Comités départementaux de mutilés.

Le succès est au prix d'une telle collaboration. C'est la thèse qu'on trouvera développée, et j'espère justifiée, dans les pages qui suivent.

(Octobre-Novembre 1916).

I. — LA CONVERSION DES MUTILÉS
A LA RÉÉDUCATION PROFESSIONNELLE

L'aspect psychologique du problème.

Le premier obstacle à la généralisation de la rééducation professionnelle réside dans la mentalité d'un certain nombre de mutilés (1). Cette difficulté ne doit être ni dissimulée ni exagérée ; il faut en pénétrer les causes pour lui opposer les remèdes efficaces.

Les raisons de l'hostilité franche ou dissimulée que nourrit le blessé à l'égard de la rééducation professionnelle, sont multiples.

En premier lieu, c'est le sentiment de sa diminution de capacité physique, de sa déchéance, sentiment qui, souvent, est entretenu par l'apitoiement intempestif des infirmières, marraines de guerre et dames de bienfaisance. Au cours de la rééducation même, à l'enthousiasme du début, succèdent des crises de découragement : le mutilé est sujet au « cafard » et quitterait la partie si l'on n'intervenait à temps pour l'exhorter et lui rendre confiance dans le résultat final.

Ou bien encore, c'est l'appréhension, s'il exerce un métier assurant sa subsistance, que sa pension ne soit réduite ou supprimée. Souvent l'entourage, la famille, partage cette opinion et exerce ainsi sur le mutilé une influence néfaste. Il faut avouer que l'annonce récente d'une révision des réformés n° 1 avait ravivé chez nos blessés leur défiance : cette mesure était interprétée par eux comme une atteinte à des droits acquis, et en leur espri, s'enracinait à nouveau la crainte que l'Etat ne supprimât pension et gratification à ceux d'entre eux qui prouveraient leur validité réduite par la reprise du travail.

Très fréquemment aussi, il existe chez le blessé cette conviction qu'ayant fait son devoir sur les champs de bataille, il a droit à l'assistance indéfinie de l'Etat et qu'il n'a pas à se préoccuper de se remettre à l'apprentissage de son ancien métier ou d'un nouveau. Il attend du gouvernement une petite place de tout repos et compte sur son député

---

(1) BOURRILLON, *loc. cit.*, p. 9-14.

pour la lui faire obtenir. La loi du 17 Avril 1916 ne lui promet-elle pas l'accès aux emplois administratifs autrefois réservés aux seuls sous-officiers rengagés ? La circulaire du 16 Juin 1916 par laquelle le Sous-Secrétaire d'Etat des munitions prescrit aux Directeurs des Etablissements de l'artillerie et des poudres, d'utiliser autant que possible les mutilés aux travaux où ils peuvent être encore propres, ne comporte-t-elle pas cette même signification? (1) Il n'est pas, jusqu'à l'intervention inopportune d'une générosité privée, qui, dans certains cas, rares d'ailleurs, ne détourne le mutilé du travail manuel qu'il pourrait exercer, par l'offre d'une situation toute de farniente. Nous en connaissons des exemples significatifs.

Parfois, motif inavoué, c'est la résolution arrêtée de ne point se servir du membre impotent, afin de prolonger autant que possible un état d'inaptitude à servir aux armées — garantie contre les risques de guerre. L'échec des méthodes physiothérapiques qui escomptent la bonne volonté du sujet, trouve ici son explication.

Exceptionnellement, toutes les raisons précédentes s'effacent devant de plus graves encore : la paresse, l'ivrognerie et la ferme détermination d'exploiter désormais la charité publique.

*
* *

A cet état d'esprit complexe, quels remèdes opposer ?

1º D'abord, réduire le plus possible le temps de séjour, d'oisiveté des invalides dans les formations sanitaires; accélérer

---

(1) D'ailleurs, si l'on en juge d'après l'expérience tentée à Toulouse, *l'utilisation* des mutilés dans les usines de la Guerre et de l'Industrie privée remédie sans doute au désœuvrement qui guette ces hommes en instance de réforme dans les hôpitaux militaires ; mais elle constitue un très sérieux obstacle à leur *rééducation* professionnelle ultérieure : l'invalide qui gagne à l'Arsenal ou à la Poudrerie, ou dans telle fabrique de galoches... un salaire relativement élevé en accomplissant les besognes faciles de planton, garde-magasin, aiguilleur, garde-voie, manœuvre, etc... ne renonce en effet que très malaisément à de tels avantages évidents et actuels, et c'est en vain qu'on l'invite à l'effort d'un réapprentissage méthodique pour un profit plus durable, *mais à venir*.

Cette critique de l'utilisation des mutilés, au détriment de leur rééducation, ne s'applique évidemment plus aux blessés *récupérables* des Dépôts de Physiothérapie. L'effet thérapeutique et moralisateur du travail, les avantages économiques d'une main-d'œuvre supplémentaire invitent à occuper ces hommes aux champs et à l'usine tant que dure leur inaptitude à servir aux Armées. (Circ. 414 Ci/7 du 31 Janvier 1917 sur les congés de travail).

la fourniture des appareils d'orthopédie et de prothèse, ainsi que les formalités de la liquidation de pension de tous les blessés, non encore susceptibles d'être récupérés par l'armée. C'est à ce double but que répond l'organisation par le Service de Santé des Centres d'appareillage régionaux et des Centres de réforme.

2° Styler le personnel hospitalier, régulier ou bénévole, sur les inconvénients graves d'un apitoiement banal ou sincère à l'égard des blessés, puisqu'il aggrave chez eux un sentiment de découragement et d'aboulie, premier obstacle à leur réadaptation au travail.

3° D'ailleurs, quelques titres qu'ils possèdent à notre sympathie et notre bienveillance, ne pas tolérer que les blessés de guerre — sous prétexte que demain ils ne seront plus soldats — s'affranchissent, avant réforme, de toute discipline et de tout règlement. Par exemple, *c'est une erreur et une faiblesse regrettables que, dans la plupart des Centres, tous les invalides soient autorisés, par application de la circ. 6.053 K. à sortir chaque jour de l'hôpital*, en dehors des heures de repas, pour flâner en ville, où bon leur semble. *Un tel état de choses est évidemment inconciliable avec les tentatives de réadaptation au travail;* quand on offre au mutilé d'abandonner bénévolement ce régime de paresse et d'indépendance, pour s'astreindre aux sévères obligations d'un réapprentissage, comment s'étonner que sa réponse ordinaire soit un refus ?

4° Ruiner par la parole, le journal, l'affiche, etc., ces légendes encore accréditées dans le public, que le mutilé est incapable d'exercer un métier (1, et qu'en travaillant, il compromet sa pension de réforme. Sans doute, la *gratification renouvelable*, concédée pour une *lésion curable* reste ultérieurement sujette à réduction, au prorata même de l'amélioration médicalement constatée. Mais, *la pension de retraite*, allouée pour une *infirmité définitive*, est intangible. Pour peu qu'on lui explique cette distinction, le blessé en comprend fort bien la légitimité.

5° Organiser, dans le Centre de rééducation, des causeries avec le concours de conseillers professionnels (ouvriers expérimentés, patrons, professeurs d'écoles d'agriculture ou de commerce, membres de Chambres syndicales, etc.), qui, par leur autorité et leurs connaissances techniques, peuvent in-

---

(1) JULLIARD. *L'accoutumance aux mutilations*. — *Alcan*, 1916, 264 pages.

fluer heureusement sur l'esprit de leurs auditeurs, en leur révélant des orientations professionnelles possibles.

6° Persuader le mutilé, *par des conseils individuels donnés dans le tête-à-tête, de médecin à blessé,* qu'il peut physiquement se remettre à son métier ou en apprendre un nouveau, et qu'il le doit pour gagner sa subsistance, insuffisamment assurée par sa seule pension : ces entretiens familiers sont d'un effet autrement sûr que la phraséologie grandiloquente de certaines affiches. Lui faire connaître le paragraphe du projet de loi Strauss (art. 5, dernier alinéa), qui affirme, qu'*en aucun cas, le taux de la pension ne peut être réduit du fait de la rééducation professionnelle et de la réadaptation au travail.* Le renseigner sur les emplois administratifs qui sont en petit nombre et réservés à ceux des invalides qui ne peuvent vraiment exercer de profession active. Le mettre en garde contre les situations qui n'exigent pas de connaissances spéciales et qu'on ne retrouve plus quand on les a perdues. L'exhorter à la reprise du travail, en lui citant l'exemple des mutilés déjà rééduqués et utilisés au Centre comme moniteurs ou contremaîtres. La priorité dans l'attribution d'un appareil de prothèse, le bénéfice d'un modique salaire journalier, mais qui constituera un pécule appréciable en fin d'apprentissage (1); l'avantage de permissions de faveur. sous la condition qu'elles n'interrompent pas la rééducation (2), sont autant de petits moyens de persuasion dont les effets s'ajoutent.

7° User, enfin, des mutilés déjà gagnés comme agents de

---

(1) Circ. 178 Ci/7 du 1ᵉʳ Août 1916.

(2) Signalons l'intérêt que présentent *pour des mutilés rééduqués dans leur région d'origine* les permissions de vingt-quatre heures que prévoit, en son article 34, la dernière Instruction relative aux congés de convalescence et permission (*Journ. off.* 1ᵉʳ Février 1917, p. 910). Elles sont « accordées les dimanches et jours fériés dans des proportions très restreintes (qui ne doivent en aucun cas dépasser 10 p. 100 de l'effectif présent pour les régions de la zone de armées, 20 p. 100 *de l'effectif présent dans la zone de l'intérieur*) et à titre d'encouragement. Le voyage a lieu aux frais des permissionnaires au tarif militaire. »

En outre, la création des Congés de travail (Circ. 414 Ci/7 du 31 Janvier 1917) donne la faculté de suspendre momentanément certaines rééducations collectives, comme la rééducation agricole, pour permettre aux mutilés qui la suivent de s'acquitter chez eux des travaux les plus urgents (labours, semailles, récoltes...) Grâce à ces dispositions, les blessés ne sont plus obligés d'opter entre ces deux alternatives également fâcheuses: le renoncement à une rééducation en cours dont ils appréciaient les avantages ou l'abandon de leurs propres intérêts.

propagande près de leurs camarades indécis. Les conseils donnés par des égaux sont acceptés d'ordinaire avec plus de confiance. Ils invitent à la sincérité, ils poussent l'homme à faire connaître le fond de sa pensée, les motifs de son hésitation — et la discussion s'engage, d'où peut suivre la conversion au travail.

8° Si, cependant, le blessé, après qu'on lui a donné le temps de la réflexion, reste sourd à toute exhortation et repousse décidément l'offre de se rééduquer et de travailler, il convient de faire sur sa fiche la mention écrite de son refus, en l'authentifiant de sa propre signature (ou de celles de deux témoins). *Puisqu'une loi en préparation doit proclamer incessamment l'obligation pour l'Etat d'assurer la rééducation professionnelle des mutilés, il importe, semble-t-il, de laisser une preuve durable et objective que, si tels invalides n'ont pas bénéficié de cet avantage, c'est qu'ils s'y sont refusé eux-mêmes délibérément.*

De plus, *il faut que les réfractaires ne puissent plus donner l'exemple de leur oisiveté, ni poursuivre leurs essais de propagande hostile près de leurs camarades de caractère faible.* Aussi, ces blessés, dont le maintien dans une organisation de travail serait un non-sens, devront-ils être évacués sur une autre formation hospitalière, extra-urbaine si possible, et là, soumis à un régime de discipline intérieure strictement conforme au règlement, sans brimade et sans faveur. Une telle solution est infiniment préférable à celle qui consisterait à éliminer ces mutilés de l'hôpital, en les appareillant et réformant aussitôt que possible, avant tous autres. Il faut ignorer la mentalité des blessés, même les plus disciplinés, pour imaginer qu'ils accepteraient encore leur rééducation professionnelle *quand ils sauraient qu'il suffit de la refuser* pour obtenir un tour de priorité dans la livraison de l'appareil prothétique et la liquidation de leur pension.

II. — LES PRÉLIMINAIRES DE LA RÉEDUCATION

1ᵒ L'orientation professionnelle de l'invalide.

La question primordiale de l'orientation professionnelle se
règle, pour chaque invalide, par l'application des quelques
axiomes suivants, à peu près unanimement acceptés :

En principe, tout mutilé, à moins d'impossibilité physique
absolue, *doit être rééduqué à sa profession initiale*, afin de
conserver le bénéfice de son instruction technique et de son
expérience antérieures (1).

Si le blessé se trouve dans l'obligation d'apprendre un
métier nouveau, il convient que ce soit autant que possible
un métier du même ordre que celui autrefois exercé. Les
connaissances que l'homme possède déjà dans le travail du
bois, du fer, du cuir ou de la terre trouvent ainsi leur emploi, et la durée du nouvel apprentissage est d'autant abré-
gée. Exemple : un charpentier, auquel une amputation de
jambe interdit l'accès des échafaudages, deviendra menuisier ou ébéniste ; un cultivateur, amputé de cuisse, et peu
propre désormais aux durs travaux du labour, sera orienté
vers les industries de la ferme (élevage, apiculture, fabrication des fromages) ou la pratique des machines agricoles.

Dans cette œuvre de rééducation ou d'éducation nouvelle,
on doit s'appliquer, sans doute, à *remplacer, par l'artifice de
la prothèse et par l'exercice, la fonction déficiente; mais, plus
encore, il faut développer et utiliser au mieux les aptitudes
restées intactes*, mais parfois latentes, chez l'invalide (2). Une
connaissance plus approfondie, plus intelligente du métier
compensera et au-delà une réduction de la puissance et de
l'habileté manuelles. Ainsi, un ancien maçon, un menuisier
privés d'un bras, s'ils *veulent* et *peuvent* apprendre le dessin
industriel, la levée des plans, le métrage et la géométrie

---

(1) Camus. Rééducations fonctionnelle et professionnelle. — *Paris-
Médical*, 2 Déc. 1916, n° 49, p. 474.

(2) Bourrillon. *Loc. cit.*, p. 21 et Les méthodes de rééducation
professionnelle des amputés. — *Paris-Médical*, 2 Déc. 1916, n° 49.
p 487.

usuelle, s'élèveront, de la situation de simple manœuvre, à celle de chef de chantier, de contremaître; un cultivateur intelligent se formera, par son passage dans une école d'agriculture, aux fonctions de régisseur. Les faits de cet ordre ne sont, certes, pas exceptionnels.

Enfin, la rééducation professionnelle doit *recourir le moins possible à l'emploi d'outils spéciaux*, sinon, le placement ultérieur des ouvriers ainsi formés pourrait rencontrer de graves difficultés. Cette proscription cependant n'atteint pas les instruments tels que : ciseaux de tailleurs, faux de cultivateurs, etc., destinés à des estropiés du membre supérieur droit devenus gauchers par nécessité. On conçoit même, dans cet ordre d'idées, quels avantages offriraient les machines industrielles et agricoles dont les leviers de commande pourraient être également manœuvrés de la main droite ou gauche à volonté.

2° L'estimation des aptitudes du mutilé.

En dehors de ses aspirations, dont on doit évidemment tenir compte, ce sont donc les aptitudes physiques, fonctionnelles et intellectuelles de l'invalide qui décideront s'il y a lieu, pour lui, de reprendre l'ancienne profession ou d'en acquérir une nouvelle.

Or, de ce point de vue, il serait fort intéressant de dresser la liste des *compatibilités possibles entre mutilations et exercices professionnels* (1).

A vrai dire, la difficulté du choix n'existe guère pour les *amputés ou estropiés du membre inférieur :* tous les métiers sédentaires leur sont accessibles, et même la plupart de ceux qui s'exercent debout à l'atelier, sinon au chantier.

Il n'en est pas de même des *manchots.* Le plus défavorisé de tous les invalides, est incontestablement le désarticulé de l'épaule; la prothèse est, à son égard, on peut le dire, sans ressource, et les emplois administratifs et bureaucratiques sont à peu près les seuls auxquels il reste propre. On les lui devra donc tout spécialement réserver.

Les amputés du bras (2), s'ils ont un moignon brachial long

---

(1) Nyns. La rééducation professionnelle d'après les variétés d'impotences. — *Paris-Médical,* 2 Déc. 1916, n° 49, p. 493-496.

Bittard. Les Ecoles de blessés, chap. V (les métiers du blessé), p. 56-58.

Bourrillon, *loc. cit.,* chap. V, p. 61-62.

(2) Amar. Valeur fonctionnelle des moignons C. R. Ac. des Sc., 29 Mai 1916, t. 162, p. 843.

de 13 centimètres et bien mobile par la conservation des attaches humérales du deltoïde, et à fortiori, les amputés d'avant-bras, peuvent exercer, sans trop de désavantage, les professions manuelles assez variées de : vannier, peintre, vernisseur au tampon, peintre sur porcelaine, relieur, potier, tourneur et sculpteur sur bois, tourneur sur métaux, ouvrier en soudure autogène, et surtout de *cultivateur*.

Les anciens menuisiers, les ajusteurs mécaniciens pourront le plus souvent reprendre leur profession. Aux mieux doués, susceptibles d'éducation intellectuelle, on pourra enseigner la comptabilité, la correspondance commerciale, et leur ouvrir, avec réserve, la carrière bureaucratique, ou bien les préparer au brevet, s'ils ont quelque vocation pour l'enseignement; mais, mieux encore, on leur permettra dans leur ancien métier l'accès aux situations de : contremaître, de métreur, d'expert-géomètre, d'aide-architecte, etc., en leur donnant le complément d'instruction nécessaire.

Tout manchot doit être considéré comme ayant perdu le bras gauche. Si la mutilation concerne le membre droit, on aura pour premier souci de faire de l'invalide un gaucher (1); en quelques deux ou trois mois, il acquiert une écriture fort correcte, normalement inclinée (2). D'anciens dessinateurs retrouvent assez rapidement leur première habileté; les artisans finissent par conduire l'outil avec autant de précision. Sans doute, ces résultats ne s'obtiennent que par des efforts répétés, bien dirigés, poursuivis avec ténacité et méthode; mais, à ce prix, le succès est assuré.

3° Le rôle de la prothèse fonctionnelle ; bras et mains de travail ; appareils provisoires.

La compatibilité affirmée plus haut entre certaines mutilations -- même des membres supérieurs -- et l'exercice de professions manuelles déterminées, implique le secours de l'orthopédie et de la prothèse (3). Il faut que l'invalide ait

---

(1) J. JOTEYKO. L'usage de la main gauche chez les mutilés. — *Revue Scientifique*, 12, 19, 26 Août 1916, n° 16, p. 494-499.

(2) ALBERT CHARLEUX. Pour écrire de la main gauche. — *Armand Colin*, 42 p.

(3) AMAR. La prothèse et le travail des mutilés. — *Dunod et Pinat* 1916, 27 p.

La rééducation des blessés et mutilés de la guerre. — *Rev. Scient.*, 10-17 Juin 1916, n° 12, p. 363-367.

A. BROCA et DUCROQUET. La prothèse des amputés en Chirurgie de guerre (Chap. VII et VIII). — *Masson* 1917.

été muni d'un appareil approprié pour tirer un travail utile d'un membre estropié ou d'un moignon. *Le but à atteindre est évidemment moins la restauration de la forme que la récupération de la fonction.*

Nombreux sont les appareils de prothèse fonctionnelle, parfois très ingénieux, qui ont été proposés de tous côtés pour remédier à telle attitude vicieuse, telle paralysie, telle pseudarthrose ou articulation ballante. On les trouvera décrits, et leurs avantages et inconvénients respectifs dûment appréciés, dans le rapport très complet de M. le Médecin-Major RIPERT, qui en a fait à Saint-Maurice l'étude expérimentale et comparée (1).

Le triste sort des amputés du membre supérieur auxquels la prothèse n'offrait guère jusqu'ici que des appareils esthétiques, a stimulé aussi le zèle des chercheurs, et déjà de très intéressantes tentatives ont abouti à la création de bras et de mains de travail, encore perfectibles sans doute, mais qui rendent tels quels des services très satisfaisants. Cette question est d'une telle importance, que la Société de chirurgie a ouvert récemment un concours, dont le prix de 50.000 fr., doit être attribué à l'inventeur de la meilleure main mécanique.

Certes, aucun bras artificiel ne remplacera jamais le membre perdu : le plus perfectionné n'échappe pas à la critique (2). Exigeant, pour chaque changement d'attitude, que la main saine desserre certains écrous, dévisse et change l'outil de préhension, manœuvre telle clef, *il ne permet guère que les gestes uniformes d'un travail en série.* Mais cette restriction faite, sa nécessité n'est pas douteuse.

A) *Mains de travail.*

Il semble d'après l'expérience faite dans les diverses écoles où travaillent des amputés, qu'il faille *renoncer à l'emploi d'une pince universelle,* très séduisante à priori, mais qui, construite pour répondre à tous les besoins, n'en satisfait en pratique complètement aucun. A la pince unique et multivalente (3) (AMAR, LUMIÈRE), *on préfère nettement l'em-*

---

(1) *Commission d'orthopédie,* séance du 29 Mai 1916.

(2) BOURRILLON. Rééducation professionnelle des amputés. — *Paris-Médical,* 2 Déc. 1916, n° 49, p. 488.

(3) AMAR. Appareils de prothèse du membre supérieur. — *C. R. Ac. des Sc.,* 13 Mars 1916, t. 162, p. 401.

L. LUMIÈRE. Main-Pince articulée pour amputés. — *L'Avenir médical,* Janv. 1917, n° 1, p. 3-8.

ploi de mains de travail diverses, chacune exactement appropriée au geste professionnel type à accomplir. D'après ce qui a été déjà dit, c'est toujours une main *gauche* que doit remplacer l'appareil prothétique. Or, cette main n'accomplit pas de la même manière le rôle de préhension ou de fixation qui lui incombe d'ordinaire; telle profession attend d'elle plus de souplesse, telle autre plus de force; telle, enfin, exige qu'elle s'arme d'un outil spécial. Il faut donc étudier d'abord sur des ouvriers valides les attitudes, les positions, les mouvements de la main gauche dans chaque métier et déduire des constatations faites le dispositif mécanique le plus propre à remplacer chez le manchot l'organe absent. Telle est la méthode qui a conduit M. BOUREAU (1) à créer toute une série de mains de travail très ingénieuses pour terrassier, vigneron, facteur, canneur de chaises, coupeur de cuir, soudeur, plombier, mécanicien, emballeur, menuisier, bijoutier, ecclésiastique même. Dans cet ordre de recherches, M. DRONSART (2) a imaginé divers appareils : pince pour mécanicien, dé pour tourneur sur bois, godet pour cultivateur; et M. JULIEN (3) a mis au point un porte-outil articulé à la cardan, également pour cultivateur, qui, de tous les appareils similaires, nous paraît nettement le préférable. Citons encore les dispositifs utilisés en Norvège : on en trouvera les divers types figurés dans le livre de M. BOURRILLON (p. 180.

b) *Bras de travail.*

De même, le bras de travail ne sera vraiment pratique qu'à la condition d'être simple, léger, robuste, peu coûteux, facile à réparer, fait de pièces interchangeables.

La tige intercalée entre le manchon brachial et la main de travail, notamment, devra, d'aussi près que possible, reproduire l'attitude et le jeu de l'avant-bras dans l'acte professionnel. Ainsi, pour fixer solidement le burin, elle sera d'une seule pièce, incurvée légèrement et rigide; pour manœuvrer librement la lime, articulée à charnière, comme le coude, et mobile (GOURDON).

---

(1) BOUREAU. Bras de travail et mains de travail pour amputés. *Ann. d'Hyg. publ. et de Méd. légale,* Août 1916, n° 8, *Paris-Médical,* 27 Mai et 29 Juillet 1916 (n° 22 et 31). Rapport à la *Commission d'Orthopédie,* 29 Mai 1916.

(2) DRONSARD. Le perfectionnement des appareils orthopédiques. *Ann. d'hyg. publ. et de Méd. légale,* Avril 1915.

(3) NOVÉ-JOSSERAND et BOUGET. Rééducation fonctionnelle des amputés du membre supérieur. *Paris-Médical,* 2 Déc. 1916, n° 49, p. 482.

D'autre part, selon le geste qu'il doit permettre, selon le rôle de levier de vitesse ou de force qu'il doit remplir, le bras de travail offrira des dimensions variables : il sera long comme un avant-bras normal, si son extrémité distale doit posséder une certaine amplitude d'excursion et n'entraîner que des résistances légères; il sera le plus court possible, au cas contraire, pour la meilleure économie de la force musculaire du moignon.

Enfin, comme le moignon ressent douloureusement les chocs et vibrations qui résultent des arrêts brusques du marteau, du rabot... heurtant l'obstacle, lorsque le bras de travail est rigide et d'une pièce, il y a grand intérêt à donner à cette tige la souplesse nécessaire par l'interposition d'un ressort, comme dans le « poignet souple » de BOUREAU, le marteau à manche antivibrateur de JULIEN.

c) *Appareils provisoires.*

En ce qui concerne les amputés du membre supérieur, candidats à la rééducation, la prothèse doit encore résoudre une question préjudicielle, capitale pour eux : celle de l'appareil provisoire, qui engaînera le moignon et permettra la fixation du bras et de la main de travail. *On ne saurait, en effet, attendre, pour mettre l'invalide à l'œuvre, l'appareil définitif,* dont la livraison exige toujours des délais assez longs, en même temps qu'elle éveille chez le blessé, que rien ne retient plus à l'hôpital, le désir de rentrer au foyer. La rééducation n'est donc possible chez cette catégorie d'invalides qu'autant qu'on leur fournit *précocement* un *appareil provisoire,* équivalent au pilon des amputés de cuisse. C'est, si l'on peut dire, le vêtement de confection, en attendant l'habit sur mesure. D'autre part, *son attribution régulière se justifie comme « appareil de secours »,* en prévision du jour où l'appareil définitif exigera une réparation. Pour ces diverses raisons, la circulaire 291 Ci 7 du 20 octobre 1916, en a réglementé l'allocation; le prix n'en devra pas dépasser 60 francs.

Le choix de l'appareil provisoire pour moignon brachial semble, d'ailleurs, actuellement facilité par la création de divers modèles (1), parmi lesquels l'appareil GILLET, utilisé

---

(1) NOVÉ-JOSSERAND et BOUGET, *loc. cit.,* p. 480 et 481 et Album photographique du Centre d'appareillage et de rééducation de Lyon.

BOUREAU. Rapport présenté à la commission d'orthopédie le 29 Mai 1916.

à Lyon, dans le service de M. le Professeur Nové-Josserand, mérite une mention spéciale.

Trois attelles en aluminium se boulonnent inférieurement sur le pourtour d'une cupule de même métal, perforée au centre d'un pas de vis international. Des trois attelles, l'antéro-interne et la postéro-interne sont solidarisées en haut et en bas par deux demi-anneaux d'aluminium; l'attelle externe s'applique sur le moignon par le serrage de deux courroies de cuir à boucle. Cet ensemble est suspendu à une épaulière de cuir 1° par une lanière qui se détache du bord supérieur de l'attelle externe, passe sur la tête humérale et s'attache au rebord externe de l'épaulière; 2° par une corde de violon qui se fixe en avant et en arrière de l'épaulière et passe dans l'aisselle en glissant dans une petite poulie que porte le demi-anneau supérieur interposé aux deux attelles internes. A cet appareil léger, robuste, très bien suspendu et parfaitement mobile, on visse telle main de travail qu'on veut. Susceptible de s'appliquer à tous les moignons et véritablement « omnibus », il peut être fabriqué d'avance en série.

Les appareils provisoires pour amputés du membre inférieur seront évidemment les classiques pilons en bois, bois de plaquage ou vannerie, ou mieux peut-être les appareils en carton, légers et peu coûteux, en usage à l'hôpital danois de Paris.

*
* *

Le concours que l'œuvre de rééducation professionnelle attend de la prothèse est, on le voit, *primordial* et *constant*. Qu'il s'agisse d'améliorer un appareil déjà réalisé ou d'en créer un type nouveau pour répondre aux exigences de tel cas particulier, c'est au service de rééducation de poser les indications, à l'atelier d'appareillage d'y satisfaire. L'intérêt pratique de ces recherches est évident, et c'est pour les faciliter que le Sous-Secrétaire d'Etat du Service de Santé, dans sa circulaire du 2 juin 1916, a très sagement prévu *l'organisation d'un laboratoire d'études*, où s'effectuera tout naturellement la liaison et la collaboration efficace des deux Services.

III. — PRINCIPES GENERAUX
DE LA RÉÉDUCATION PROFESSIONNELLE
DOCTRINES EMPIRISTE ET SCIENTIFIQUE

A voir quelle ingéniosité certains blessés déploient pour
tenir et manier l'outil, en dépit de leur mutilation, on serait
tenté de croire justifié le laisser-faire du « faber fabricando ».
Peut-être!.. quand il s'agit d'ouvriers qui, reprenant leur
ancien métier, connaissent le but qu'ils doivent atteindre
et s'exercent, sous leur propre contrôle, à l'attitude et au
geste qu'ils savent utiles. Mais, même en ce cas, l'exemple
et les conseils de mutilés rééduqués et passés contremaîtres
ne peuvent qu'être efficaces. Une modification légère de l'outillage, telle attitude de travail, certain tour de main ensei-
gnés au nouvel apprenti, lui épargneront des efforts inutiles
et le garderont du découragement.

D'ailleurs, cette formation empirique ne suffit pas toujours. Sans parler des aveugles, dont la rééducation exige
l'application de règles bien codifiées (1), les amputés ou
mutilés du membre supérieur droit, qui demandent désormais à leur main gauche le rôle directeur dans l'exécution
du travail, doivent bénéficier d'une formation scientifique
de leur gaucherie. Le moignon lui-même utilisera mieux
l'appareil prothétique, et la main de travail dont il est armé,
si sa sensibilité est éveillée, corrigée et affinée, et sa motricité développée par des exercices méthodiques (2.

C'est M. Amar qui s'est surtout fait le protagoniste de la

---

(1) Terrien. Remarques sur la rééducation des aveugles. — *Paris-
Médical*, 2 Décembre 1916, n° 49, p. 490-493.

P. Villey. La réadaptation des soldats mutilés et aveugles à la
vie utile. — *Rev. des Deux-Mondes*, 1ᵉʳ Oct. 1915, p. 652-673.

Association Valentin Haüy. Les soldats aveugles et leur réadaptation à la vie utile. — *Broch. de 48 p. éditée par l'Association*, 9, rue
Duroc.

(2) Amar. Education sensitive et utilisation des moignons. — *C. R.
Ac. des Sciences*, 5 Juin 1916, t. 162, p. 888, et Education sensitive
des moignons et appareils de prothèse. — *C. R., Ac. des Sc.*, 9 Octobre 1916.

technique à mettre en œuvre (1). A l'aide d'appareils ingénieux de son invention, le jeu de la lime, du rabot, du marteau... s'inscrit suivant les procédés généraux de la méthode graphique, et par les tracés obtenus, le sujet perçoit
les fautes commises, s'apprend à les corriger et note d'un
jour à l'autre les progrès réalisés. L'effet pédagogique est
remarquable.

Mais la méthode prétend donner davantage, et, par l'ana-
lyse de tous les facteurs du travail et de la fatigue, préciser
les règles générales du meilleur rendement. En étalonnant
les graphiques obtenus, il est possible de calculer le travail
mécanique fourni; et, d'autre part, en étudiant les échanges
respiratoires dans le même temps, de connaître la dépense
totale d'énergie. Du rapport de ces deux termes, on déduit
le rendement. Or, qu'on fasse varier, dans des expériences
en série, conduites sur ce mode, l'attitude et les mouvements du sujet, en utilisant le témoignage du cinémato-
graphe, et qu'on calcule la valeur que prend le rendement
dans chaque cas, on obtiendra des indications numériques
propres à nous renseigner sur *les meilleures conditions
d'exécution du travail, c'est-à-dire celles qui, à dépense et
fatigue égales, fournissent le meilleur rendement* et assurent,
par conséquent, le salaire le plus élevé.

On reconnaît ici l'application des principes de TAYLOR.
Déjà, la division du travail entre des individus distincts,
dont chacun se spécialise dans l'accomplissement d'un geste
professionnel déterminé, parfaitement réglé, et dès lors exécuté avec la précision et la rapidité d'un automate, c'était
du « taylorisme » avant la lettre. Les mutilés, comme les
ouvriers normaux n'ont évidemment qu'à gagner à la mise
en pratique de telles règles (2). C'est donc surtout le travail
en série, *toujours le même*, réglé scientifiquement et soi-
gneusement exonéré des gestes inutiles et parasites, qui
convient le mieux à la capacité fonctionnelle réduite de nos
blessés, redevenus ouvriers d'usine ou artisans.

(1) AMAR. Le moteur humain. — *Dunot et Pinat*, 1914, 622 p.
(Livre VI, ch. 3 et 4). La rééducation professionnelle des blessés et
des mutilés de la guerre. — *Journal de Physiologie et de Pathologie
générale*, t. XVI, n° 5, Sept. 1915 et *Revue de la Métallurgie*,
vol. XII, Oct. 1915.

(2) J. GAUTRELET. Les bases scientifiques de l'éducation professionnelle des mutilés. — *Bull. de l'Acad. de Méd.*, 1ᵉʳ Juin 1915, T.
LXXIII, n° 22, p. 663-668.

PIERRE RÉGNIER. Organisation scientifique de la rééducation
professionnelle des mutilés. *Rev. Scient.*, 29 Juillet-5 Août 1916, n° 15,
p. 458-460.

Il va sans dire que la rééducation professionnelle, qui
constitue d'ailleurs la plus efficace des mécanothérapies (1),
celle qui suscite l'intérêt et l'effort du sujet, ne dédaignera
point le concours éventuel des méthodes physiothérapiques
que peut exiger chaque cas particulier (gymnastique, élec-
trisation, massage, thermothérapie des moignons, etc.).

(1) KOUINDJY. La rééducation fonctionnelle des mutilés par le travail. — *La Revue*, 1ᵉʳ-15 Nov. 1916, nᵒ 21-22, p. 328-339.

BELOT ET PRIVAT. La mécanothérapie agricole. — *Paris-Médical*,
2 Déc. 1916, nᵒ 49, p. 498-501.

IV. — LES TYPES PRINCIPAUX D'ETABLISSEMENT
DE RÉÉDUCATION PROFESSIONNELLE
ATELIER PATRONAL OU ÉCOLE PROFESSIONNELLE

A priori, la rééducation professionnelle des mutilés peut se poursuivre, soit à l'Ecole, soit à l'atelier patronal. M. BOURILLON (1) a fort bien discuté le pour et le contre des deux systèmes.

Le réapprentissage à l'atelier offre ces avantages incontestables : 1° d'être une solution économique, puisqu'il utilise local, outillage et personnel déjà constitués; 2° d'apporter une variété infinie d'orientations professionnelles possibles dans la rééducation; 3° de permettre, seul, l'accès à certains métiers nécessitant un outillage trop coûteux pour trouver place dans une école; 4° d'assurer le plus souvent le placement des invalides comme ouvriers là même où ils ont été formés; 5° de laisser leur liberté aux apprentis en dehors des heures de travail.

Mais il est à craindre que cette liberté, sauf pour ceux qui vivent en famille, ne soit un inconvénient plus qu'un avantage, et que l'instruction ne soit, à l'atelier, sacrifiée à la production. En outre, la solution n'est complète — s'il s'agit de blessés réformés — qu'autant qu'on prévoit un « hôtel annexe », où l'apprenti trouvera logement et nourriture, jusqu'au jour où son salaire lui permettra de subvenir lui-même à ses frais d'entretien. S'il s'agit d'un blessé non encore réformé, vivant à l'hôpital, il sera enfin nécessaire que la justification de ses sorties soit fournie par le visa, sur un livret de travail, des heures passées effectivement à l'atelier.

« L'enseignement rationnel et méthodique de l'Ecole — dont le seul but est d'instruire, non de produire — donne des résultats plus rapides et plus sûrs que celui de l'atelier, soumis à l'empirisme et à la fantaisie des contremaîtres, qui

---

(1) BOURRILLON, *loc. cit.*, chap. VI, p. 66-69.

BITTARD, *loc. cit.*, chap. IV, p. 51-55.

CHATIN. Une visite au Centre de rééducation de Tours. Le système de rééducation à l'atelier. — *L'Avenir médical*, Janv. 1917, n° 1, p. 17-19.

peuvent être d'excellents ouvriers, mais de mauvais professeurs. L'Ecole permet, non seulement un enseignement technique raisonné, mais aussi une direction morale, qui, utile pour les adolescents, est aussi précieuse quand il s'agit d'invalides, dont beaucoup sont encore de grands enfants, qu'il faut guider et conseiller avec une paternelle rigueur. »

« Nous n'hésiterons pas à conclure, dit M. Bourrillon, que l'Ecole professionnelle avec internat reste en principe la solution la meilleure, au point de vue des résultats pratiques et moraux; mais que l'atelier patronal risque de devenir sans doute le moyen le plus général pour assurer la rééducation des mutilés et des estropiés de la guerre, en raison de la simplicité et de la facilité avec lesquelles il peut leur être ouvert (1). » En somme, en matière de rééducation, *l'Ecole est la solution de choix, l'atelier la solution de nécessité.*

*
* *

L'Etablissement peut être d'ailleurs conçu suivant deux types différents :

Tantôt, c'est une école *unique* où *tous* les métiers sont représentés, véritable Phalanstère, que réalise d'une manière typique la création belge de Port-Villez, près Vernon (2). Ce modèle d'organisation scientifique et industrielle n'est pas moins remarquable dans ses résultats commerciaux; la rééducation qu'on y poursuit se double d'une activité productrice telle que les bénéfices assureraient, non seulement l'entretien et le léger salaire des 750 blessés et des 500 ouvriers qui les encadrent, mais couvriraient déjà la moitié des frais d'un outillage de 300.000 francs.

A Vienne, chez nos ennemis, c'est une école d'invalides de ce type qui a été organisée (3).

---

(1) Bourrillon. *Loc. cit.*, p. 67 et 69.

(2) Léon de Paeuw. La rééducation professionnelle des grands blessés de guerre et l'institut militaire belge de rééducation professionnelle de Port Villez-lez-Vernon, *Imp. I. M. B. R. P. Port-Villez*, 1916.

Lejeune, Haccour, Alleman. Rapports sur l'organisation, le fonctionnement et les résultats de l'œuvre belge de rééducation professionnelle des grands blessés de guerre. *Imp. I. M. B. R. P., Port-Villez*, 1916.

(3) Paul Vigne et Auguste Ehrhard. Les écoles d'invalides chez nos ennemis. L'hôpital orthopédique et les écoles d'invalides de Vienne. *L'Avenir Médical*, Juin 1916.

Daussat. L'assistance aux Invalides et mutilés de la guerre. *Arch. de Méd. et de Pharm. militaires*, Mai 1915, t. 65, n° 5.

En France, il n'y a guère que les écoles de rééducation de Bordeaux (1) et de Bourges (2), qui rappellent, par certains côtés, les caractères de l'installation belge. Chez nous, a prévalu la solution des Ecoles *multiples* indépendantes, disséminées, et chacune plus ou moins spécialisée dans l'enseignement de *quelques* métiers, toujours les mêmes. Il n'en pouvait être autrement, puisque la plupart des Œuvres d'assistance aux mutilés sont nées de la générosité privée, urbaine ou régionale, prévenant sur ce point l'initiative de l'Etat. De là, leur diversité — souvent leur rivalité — et, il faut bien en convenir, leur appropriation insuffisante aux vrais besoins du pays. La preuve en apparaît dans l'établissement des programmes, entachés de lacunes et de répétitions regrettables. Nous y reviendrons.

Mais, quelque soit le type d'Ecole adopté, il est une condition capitale — cependant presque toujours méconnue — à observer pour le succès de l'œuvre entreprise, *c'est son installation*, chaque fois qu'il est possible, *à l'écart des Centres urbains*, loin du mastroquet, des filles, des places publiques, des cinémas, — toutes distractions, dont la plus innocente offre encore ce grave inconvénient de détourner l'homme du travail.

---

(1) L'école de rééducation professionnelle et les Œuvres d'assistance pour les Mutilés à Bordeaux. — *Journ. de Méd. de Bordeaux*, Mai 1916, n° 7, 139-140.

(2) G. CARLET. L'Ecole de Bourges pour la rééducation des mutilés. — *Bourges, Impr. du C. M. A. R. P. des blessés de guerre*, 1916.

V. — LES PROGRAMMES D'ENSEIGNEMENT
DES ATELIERS-ÉCOLES

1° Professions communément enseignées aux mutilés.

Le choix des métiers à inscrire au programme des ateliers-écoles doit être évidemment inspiré par l'étude préalable et approfondie des besoins de la main-d'œuvre régionale et même nationale. Cette considération a suggéré à des organisateurs avisés l'opportunité d'un enseignement et d'un acclimatement en France de certaines industries détenues par l'étranger (jouets, fabrication des thermomètres, orthopédie et prothèse, etc.). Nul doute que l'idée ne pourrait être exploitée plus fructueusement encore, si l'on connaissait mieux quelles industries nous laissaient tributaires de l'Allemagne, quelles professions les « indésirables » exerçaient chez nous avant la guerre. Ces indications sont affaire de statistiques certainement existantes, qu'il serait indispensable de vulgariser pour susciter de nouvelles initiatives.

Les professions communément offertes aux blessés dans les ateliers-écoles sont certes très variées et de tous ordres : commerciales, industrielles, agricoles. Mais elles jouissent d'une faveur très inégale, et ce sont malheureusement les plus nécessaires dont l'enseignement est très généralement négligé. Rien n'est plus suggestif, à cet égard, que la confrontation des efforts fournis pour former des comptables, et rééduquer des cultivateurs.

COMPTABILITÉ. — De toutes les professions, il n'en est pas qui tente, en effet, davantage les invalides que celle de comptable, d'employé de bureau, de commis aux écritures, de dactylographe…; il n'en est pas que les écoles inscrivent plus volontiers à leur programme. La preuve nous en est donnée par le rapport de M. le Sénateur STRAUSS, où on lit que 22 écoles de rééducation, sur les 24 citées, ont organisé, à côté de leurs ateliers, des cours de comptabilité avec ou sans sténo-dactylographie. Le livre si documenté du Docteur BOURRILLON nous apprend quelle attraction cet enseignement exerce sur les invalides. En effet, à Saint-Maurice, on trouve 53 élèves à la comptabilité, contre : 69 à la cordonnerie, 46 à

la bourrellerie, 38 à la mécanique agricole, 27 à la ferblanterie, 21 à l'atelier de tailleurs... De même, à l'école Rachais,
le cours, très suivi, comprenait en juillet dernier, 64 élèves.

On s'explique aisément cette prédilection des écoles et des
blessés pour la situation bureaucratique. Si les organisateurs prétendent mesurer le succès de leur œuvre au nombre
total des blessés rééduqués, l'enseignement de la comptabilité les tentera comme évidemment peu onéreux et d'un
grand rendement : un même professeur peut grouper autour
de lui toute une classe d'élèves, et les frais de première installation, comme ceux d'entretien, restent assez réduits.

De leur côté, les mutilés se dirigent très volontiers et spon-
tanément vers les places sédentaires, les plus compatibles,
à priori, avec leur lésion, vers les emplois administratifs
les plus conformes à leur goût bien français pour le fonc-
tionnarisme.

Mais il est sage, pour prévenir les désillusions, de leur
faire remarquer que la condition de comptable et d'employé
de bureau, déjà médiocrement rémunératrice, risque de
l'être moins encore par l'afflux non réglé de candidats vers
une profession que peuvent exercer et que recherchent acti-
vement nombre de femmes obligées, par la perte du chef
de famille, à se créer, elles aussi, des ressources. En principe, il serait bon de réserver cette éducation nouvelle, surtout aux amputés du membre supérieur, et, en particulier,
aux désarticulés de l'épaule, *s'ils présentent d'ailleurs le
degré d'instruction et d'intelligence nécessaire à cette
orientation nouvelle.*

RÉÉDUCATION INDUSTRIELLE. — Le personnel ouvrier des usines mobilisé ou réintégré à l'intérieur pour la fabrication des
armes et des munitions, échappe évidemment, par cette situation privilégiée, aux risques de la guerre. Comme les
vides à y combler seront moins nombreux qu'ailleurs, ce
n'est point vers cette rééducation qu'il faut diriger les blessés — bien que la pratique de la machine-outil et le travail
des pièces en série s'accommodent assez bien de certaines
mutilations.

Aussi, l'utilisation des mutilés — sans distinction d'origine
— au tournage des obus dans les usines de guerre, implique-
t-elle, chez ceux qui la préconisent, la méconnaissance du
but essentiel de la rééducation professionnelle. Très acceptable pour les anciens ouvriers en fer, qu'elle ne désoriente
pas, cette spécialisation doit être formellement déconseillée
aux agriculteurs et aux artisans ruraux, déjà trop tentés, par

les salaires élevés offerts présentement à la main-d'œuvre usinière, d'abandonner leur ancienne profession. Or, la crise actuelle terminée, quel serait le sort de ces déracinés, ouvriers doublement incomplets, de par leur mutilation et leur apprentissage écourté, quand il leur faudrait entrer en concurrence avec des camarades valides et expérimentés, rendus aussi nombreux qu'avant la guerre aux ateliers de l'industrie privée ?

Les métiers manuels que les artisans peuvent exercer dans leur village, chez eux, en conservant leur liberté, sont ceux qu'il faut plutôt conseiller quand le blessé est obligé, par ses lésions, de changer de profession. Cette rééducation professionnelle est partout assez bien comprise et satisfaite, puisque les diverses Ecoles existantes, énumérées dans le « Guide à l'usage des mutilés et des estropiés de la guerre » (1), comprennent au total : 23 ateliers de cordonnerie, 14 de bourrellerie, 8 de sellerie, 9 de menuiserie, 7 de tourneurs sur bois, 5 d'ébénistes, 3 de sculpteurs sur bois, 12 de vanniers, 16 de tailleurs, 8 de relieurs, 6 de ferblantiers, 5°de mécaniciens, etc. L'orthopédie et la prothèse, dont il faut réserver les débouchés à la main-d'œuvre française, sont tout naturellement enseignées dans les Centres d'appareillage créés par le Service de Santé. Enfin, onze Ecoles offrent aux mutilés, assez bien doués pour le suivre, l'enseignement du dessin industriel.

RÉÉDUCATION AGRICOLE (2). — La rééducation agricole, par contre, n'a pas été jusqu'ici l'objet de toute la sollicitude qu'elle mérite, si l'on remarque que *65 à 70 p. 100 de nos blessés, comme de nos combattants, sont des cultivateurs.* Loin de faciliter le retour de l'homme à la terre, il semble que les Ecoles professionnelles de mutilés se proposent de l'en détourner, en ne lui offrant de rééducation possible qu'à des métiers nouveaux. Le rapport déjà cité de M. le Sénateur STRAUSS énumère les divers établissements agricoles actuellement ouverts aux mutilés : ils sont au nombre de 19, ne pouvant recevoir que 469 apprentis par an; on avouera que l'offre est certainement au-dessous du besoin.

Dans son livre, d'une lecture si instructive, le D'BOURILLON nous donne le relevé des professions qu'exerçaient avant la

---

(1) On peut obtenir cette brochure au Ministère de l'Intérieur (11, rue Cambacérès) et à l'Aide immédiate aux Invalides et Réformés de la Guerre, 325, rue Saint-Martin, Paris.

(2) Consulter la série d'articles parus dans *La vie agricole et rurale* du 2 Déc. 1916.

guerre les mutilés rééduqués à Saint-Maurice. Or, nous trouvons : chez les comptables, sur 53 élèves, 11 cultivateurs, 1 jardinier; chez les bourreliers, sur 40 élèves, 17 cultivateurs, 1 jardinier; chez les cordonniers, sur 69 élèves, 27 cultivateurs; chez les tailleurs, sur 21 élèves, 7 cultivateurs. Ce sont des constatations analogues qu'on retrouve dans le livre du Dr Carles : 29 cultivateurs sur 50 apprentis cordonniers, 10 cultivateurs sur 19 tailleurs; à l'école Rachais, parmi les 64 élèves comptables présents en juillet, 28 étaient d'anciens cultivateurs.

Ce détournement des blessés agriculteurs vers d'autres professions s'expliquerait et se justifierait s'il était prouvé que leurs lésions leur interdisent les travaux de la terre et de la ferme; mais c'est précisément ce point qui est contesté. De tous les invalides, les manchots sont assurément ceux dont l'orientation professionnelle est la plus délicate à résoudre, à raison même de la brièveté du segment du membre restant. Or, il suffit de munir l'appareil engainant le moignon d'un godet de travail Juliex ou Dronsart, ou d'un anneau mobile, ou même d'une simple courroie de cuir, pour permettre de nouveau à ces malheureux l'usage facile des outils agricoles (bêche, fourche, faux, charrue); l'expérience est faite et le résultat acquis (1). S'il s'agit d'un amputé de jambe ou de cuisse, peut-être objectera-t-on l'impossibilité de la marche dans les terres meubles avec un pilon; elle se résout par l'emploi du quillon à extrémité élargie ou qu'on munit, au moment du besoin, d'un petit sabot amovible du modèle usité à Lyon. Pour les amputés de cuisse, une autre gêne se révèle dans l'acte de faucher; les appareils ordinaires ne permettent pas l'inclinaison du corps en avant, mais c'est une petite difficulté qu'il s'agit de signaler pour que la prothèse y porte certainement remède.

Gardons-nous, d'ailleurs, de nier la réduction de capacité

---

(1) Nové-Josserand et Bouget. Rééducation fonctionnelle des amputés du membre supérieur pour les travaux de cultivateurs. *Paris-Médical* 1916, n° 49, p. 479-486.

Em. Charmot. La rééducation professionnelle des agriculteurs amputés du membre supérieur. — *Thèse Lyon* 1916-1917.

Boureau. La rééducation agricole des mutilés. — *La vie agricole et rurale*, 2 Déc. 1916, n° 49, p. 401-410.

Lagattu et Dronsart. Les mutilés et les travaux agricoles. — *Bull. mens. de la soc. départ. d'encouragement à l'agriculture de l'Hérault*, Janvier-Mai 1916, n° 1-5, p. 35-38.

Chatin. La rééducation agricole des mutilés. — *L'avenir médicale*, Janv. 1917, n° 1, p. 20-22.

de travail physique du cultivateur mutilé, malgré le secours qu'il reçoit des appareils. Raison de plus pour qu'il en recherche la compensation ailleurs : dans une connaissance plus intelligente du travail de la terre et de l'exploitation des petits produits de la ferme, dans l'initiation aux divers élevages, à l'industrie laitière et fromagère, enfin et surtout, dans l'emploi et la conduite des machines agricoles; *et cette compensation, c'est une éducation complémentaire méthodique et systématique qui la lui offrira.*

Certes, il serait injuste de ne pas signaler les efforts qui ont été tentés dans ce but par diverses écoles. Saint-Maurice, l'Aide immédiate, forment des mécaniciens ruraux ; divers établissements officiels d'enseignement agricole réservent quelques-unes de leurs places à des mutilés. Dès juillet 1915, l'école Michel Perret, à Sandar-Limonest (1) comptait comme pensionnaires des mutilés et amputés qu'elle réadaptait aux travaux de la terre. Vers la même époque, l'Institut belge de Port-Villez (2) enseignait à ses blessés cultivateurs, à la fois les bases scientifiques de l'agriculture moderne et la pratique des diverses cultures, des petits élevages, etc... A Ondes (3), le directeur de l'école, M. Duchein, a réalisé le service type de rééducation agricole, fonctionnant comme annexe du Centre neurologique de la 17e Région. A Juvisy, l'Union des Colonies étrangères (4) a organisé depuis peu un enseignement analogue... De telles tentatives, encore trop rares, doivent être encouragées et généralisées. Serait-il donc si difficile d'adjoindre à la plupart des Ecoles d'agriculture et des fermes-écoles, une formation sanitaire où seraient envoyés exclusivement des blessés, *candidats à la réforme et anciens cultivateurs?* Les deux organismes, de traitement et d'instruction, fonctionneraient au mieux solidairement, l'Hôpital servant en quelque sorte d'antichambre à l'Ecole. Ainsi, les blessés, dès la période de convalescence, subiraient l'influence du milieu et se laisseraient gagner tout naturellement par l'exemple de leurs camarades voisins à la cause de la rééducation; résultat fort appréciable, pour qui

---

(1) Vouon. L'institut agricole de mutilés de Sandar Limonest. — *La vie agricole et rurale*, 2 Déc. n° 49, p. 418-420.

(2) Lindemans. La rééducation agricole à l'Institut militaire belge de Port-Villez. — *La vie agricole et rurale*, 2 Déc. 1916, p. 423-424.

(3) Larue. L'école d'agriculture pour mutilés d'Ondes. — *La vie agricole et rurale*, 2 Déc. 1916, p. 411-513.

(4) Camus. Les écoles de rééducation professionnelle de l'Union des Colonies étrangères. — *Paris-Médical*, 2 Déc. 1916, n° 49, p. 507-509.

sait les difficultés qu'offre la conversion des mutilés au travail.

Concluons : le besoin de retenir à la terre les hommes **qui**, déjà, lui faisaient défaut avant la guerre; la nécessité de remédier au manque relatif de main-d'œuvre, en recourant plus largement à la puissance auxiliaire des machines ; *la possibilité offerte présentement, par la rééducation métho-dique des mutilés, de diffuser les méthodes rationnelles de culture et de combattre les pratiques routinières où s'attardent encore trop de nos paysans,* voici des vérités trop évidentes pour ne point rallier à elles de nouveaux adeptes (1).

La rééducation agricole est la plus impérieuse, puisqu'elle intéresse la majorité de nos mutilés; de plus, s'adressant à la collectivité la plus docile, se poursuivant à l'écart des villes et de leurs attractions, c'est celle qui est appelée aux meilleurs résultats.

2° Modalités de l'enseignement ; le choix des maîtres.

L'enseignement professionnel des mutilés tire certaines particularités du genre même d'apprentis auxquels il s'adresse. Plus encore qu'ailleurs, il doit offrir le caractère pratique de la leçon de choses, substituer la démonstration particulière à la conférence collective et dogmatique. D'ailleurs, l'irrégularité d'admission des élèves s'oppose dans la plupart des écoles à leur groupement en séries et fait de l'enseignement individuel une nécessité.

Un tel apprentissage exige de celui qui le dirige des qualités, non seulement de technicien, mais d'éducateur — la connaissance, non seulement du métier, mais aussi de l'homme. On ne saurait apporter assez de soin au choix des professeurs et contremaîtres qui assumeront cette tâche. L'expérience a prouvé qu'il y a tout avantage à confier la rééducation des blessés à des maîtres mutilés aux-mêmes, et qui savent mieux que personne—pour les avoir affrontées et résolues — toutes les difficultés de la réadaptation au tra-

____

(1) En fait, le 23 Décembre dernier la Chambre des Députés a voté la proposition de loi Henri Cosnier et Patureau-Baronnet. Cette loi a pour objet la création d'écoles d'apprentissage pour conducteurs de tracteurs mécaniques et l'ouverture d'un crédit de 12.000.000 au Ministre de l'Agriculture dans le but d'allouer une subvention de 50 0/0 aux départements qui feront l'acquisition de batteries de tracteurs mécaniques destinés à la culture des terres abandonnées. N'est-ce pas le cas d'utiliser nos mutilés agriculteurs au mieux de leur intérêt personnel et de l'intérêt général?

vail; ils excusent chez l'élève les maladresses, préviennent ses défaillances, triomphent de ses découragements et lui offrent l'enseignement de leur propre expérience. Leur seule présence réconforte et stimule l'invalide-apprenti, en lui montrant, réalisée chez autrui, la rééducation qu'il tente pour son compte.

Cette vertu éducatrice de l'exemple est d'ailleurs depuis longtemps mise à profit à l'Ecole-asile des Frères Saint-Jean de Dieu. A Montpellier, M. DRONSART a fait appel, pour diriger les cours de rééducation de la main gauche, à un professeur amputé du bras droit, dont l'enseignement est des plus fructueux. A Bordeaux, M. GOURDON a choisi comme contremaître de l'atelier de vannerie une femme accidentellement privée de ses deux mains, et qui étonne par l'habileté qu'elle déploie à façonner l'osier avec le seul secours de ses moignons d'avant-bras.

Les chefs d'ateliers de rééducation de mutilés doivent être autant que possible des mutilés.

VI. — ORGANISATION INTERIEURE DE L'ECOLE

INTERNAT OU EXTERNAT. — Les préférences de presque tous les organisateurs vont au régime de l'internat. « Les avantages sont incontestables, écrit le Dr CARLES (1) : surveillance complète, influence morale facile, travail assuré par la permanence des élèves sous la direction de maîtres qui sont toujours les mêmes; discipline effective dépendant d'un seul règlement; régénération médicale, physique, hygiénique; nourriture plus choisie qu'en n'importe quelle pension de quartier ouvrier. Enfin et surtout, la possibilité pour les maîtres, pour les directeurs, de connaître leurs élèves, non seulement comme ouvriers, mais comme hommes; de savoir, suivant leur développement, suivant leur éducation antérieure, quel est, pour chacun d'eux, le mode d'action à employer quand se produisent les écarts inévitables des premiers temps. »

L'externat ne parait acceptable que dans deux cas : si l'invalide-apprenti vit avec sa famille, s'il est encore militaire et hospitalisé dans une formation voisine.

EMPLOI DU TEMPS. — Voici, à titre d'exemple, le règlement de vie ordinaire à Saint-Maurice :

Lever : 6 heures (été), 6 h. 30 (hiver).
Premier déjeuner : 7 heures.
Travail : de 7 h. 30 à 11 heures.
Déjeuner : 11 heures.
Travail : de 12 h. 30 à 17 heures.
Repos : de 17 heures à 18 heures.
Dîner : 18 heures.
Sortie : de 18 h. 30 à 21 heures.
Coucher : 21 heures.

Sortie toute la journée dimanche et fêtes; permission du samedi soir au lundi matin, pour les permissionnaires mariés ou ayant leurs parents à Paris ou dans les environs; permissions exceptionnelles jusqu'à 23 heures. » (2).

---

(1) CARLES, *loc. cit.*, p. 28.
(2) BOURRILLON, *loc. cit.*, p. 104.

A Lyon, à Montpellier (1), à partir de 19 heures, il existe un cours d'instruction générale pour tous les élèves des sections manuelles; des cours de dessin professionnel pour les menuisiers, tourneurs et ajusteurs-mécaniciens; d'anatomie et de dessin pour les élèves orthopédistes.

Il n'y a pas de sorties les jours de travail, sauf le jeudi après-midi et le dimanche.

Il n'est pas inutile d'organiser dans l'Ecole une sorte de *foyer des mutilés*, où les élèves trouvent livres, journaux, papier à lettres, jeux, etc... et passent volontiers leurs instants de loisir. De temps à autre, les jours de repos, une excursion à quelque usine ou exploitation agricole voisine fournira l'occasion d'un délassement, en même temps que d'un complément d'instruction.

DISCIPLINE ET SANCTIONS. — Parmi les fautes dont certains apprentis peuvent se rendre coupables — refus de travail, rixes avec les camarades, découchage et absence illégale, rentrée en état d'ivresse — la plus commune, celle qui engendre fréquemment les autres, c'est incontestablement l'excès alcoolique. Un écart exceptionnel entraînera comme sanction, la consigne, la privation de vin aux repas (punition assez efficace, parce qu'humiliante), la réprimande... Mais la récidive nécessite le renvoi. Très justement, M. le Professeur agrégé JEANBRAU écrit : « Une œuvre de ce genre « exige une certaine tenue morale : si un élève pouvait com- « mettre toutes les fautes et donner le mauvais exemple aux « prix d'une réprimande ou d'une privation de sortie, l'école « ne serait plus ce que nous désirons qu'elle soit. D'ailleurs, « nous prenons à part tout candidat nouveau et nous lui « expliquons le but de l'œuvre dans les termes suivants :

« Cette école n'est ni une caserne, ni un collège, ni un « atelier comme ceux où vous avez pu passer. C'est une « institution de bienfaisance créée par des personnes chari- « tables en faveur des mutilés de la guerre, pour leur per- « mettre d'apprendre à gagner honorablement leur vie. Si « vous travaillez bien, et si vous devenez de bons ouvriers, « nous tâcherons de vous trouver une place, nous vous aide- « rons pour vous installer. En échange, nous ne vous deman- « derons que deux choses : bien travailler et avoir un bon « esprit. Lorsqu'un camarade oubliera qu'il est ici pour tra- « vailler, remettez-le dans le bon chemin. Ici, il n'y a pas « de punition, vous n'êtes pas obligé de venir, nous ne

---

(1) JEANBRAU, *loc. cit.*, p. 56.

« sommes pas obligés de vous prendre. Si nous ne sommes
« pas contents de vous, nous vous renverrons pour donner
« votre place à un élève plus laborieux. Mais, si vous tra-
« vaillez bien, nous vous aiderons de tous nos moyens. » Il
est rare que ce langage bienveillant et ferme ne soit bien
compris.

ENCOURAGEMENT AU TRAVAIL. — C'est en lui-même, dans
la compréhension de ses véritables intérêts, dans le désir
de s'assurer l'avenir — et non dans l'appât d'un gain im-
médiat — que l'invalide en rééducation doit trouver le
stimulant le plus propre à soutenir ses efforts. Une petite
prime de travail cependant exerce un attrait qui ne peut
être nié, ni négligé. Mais il faut se garder de la fixer à un
taux qui abuserait l'apprenti sur la valeur réelle d'un travail surestimé. L'erreur a été commise, et il n'apparait
pas que ce soit ces ateliers où l'on accorde les plus fortes
rémunérations que le zèle et la mentalité des apprentis
se révèlent les meilleurs. Nous connaissons telle école où
tout d'abord on avait laissé aux élèves l'allocation journalière spéciale de 1 fr. 70; quand on voulut la leur retenir
pour se conformer aux prescriptions réglementaires, ces
blessés unanimement décidèrent de se retirer. Il fallut
pour les garder leur rendre l'allocation.

La rémunération du travail des apprentis est résolue à
Saint-Maurice de la manière suivante, généralement adop-
tée ailleurs :

« Pour les ateliers dont les produits sont vendus, tels
que ceux de la cordonnerie, vannerie, ferblanterie, bourrellerie, etc., il est assez facile de trouver une solution
équitable, en attribuant à chaque élève une rétribution
proportionnelle au travail qu'il a exécuté. Le prix en sera
fixé, en tenant compte du temps passé par l'apprenti, en
déduisant la valeur de la matière première et une petite
somme (10 p. 100 environ) pour les frais généraux. Le
montant peut lui en être remis en entier chaque semaine,
mais il est plus sage de décider qu'au moins la moitié res-
tera dans la caisse de l'établissement pour contribuer à la
constitution d'un pécule qui sera versé entre les mains de
l'intéressé quand il quittera définitivement l'Ecole. Il est
inutile d'insister sur les avantages de ce procédé.

« Pour les cours et ateliers qui ne donnent lieu à au-
cune production, tels que le dessin, la comptabilité, il est
plus difficile de trouver une solution. Cependant, les notes
hebdomadaires qu'il est indispensable de demander à cha-

que maître peuvent servir de base pour accorder à la sortie soit une prime en argent (versée à la Caisse d'épargne), soit des instruments (boîte de compas, outillage, livres, etc·), soit tout autre encouragement proportionné aux efforts faits par chacun. » (BOURRILLON) (1).

CONSÉCRATION DE LA RÉÉDUCATION. — Aux blessés qui considéreraient l'atelier comme une sorte d'œuvre d'assistance où, en échange d'un travail modéré, ils seraient hébergés et rétribués aussi longtemps qu'il leur plairait et qui, dans ce dessein, ne feraient aucun effort pour s'instruire et se mettre en mesure de gagner leur vie en dehors, il conviendra de fixer une durée maxima d'apprentissage, comme le prévoit sagement le projet de loi sur la rééducation des mutilés (art. 5, avant-dernier alinéa).

Mais la plupart des élèves ont, au contraire, hâte de sortir des ateliers-écoles, et il est bon, comme consécration de leurs efforts et attestation de leurs aptitudes, de leur délivrer soit un diplôme, soit un certificat, soit encore une fiche de rééducation (AMAR) (2) qui, précisant leur valeur ouvrière, facilitera leur placement.

SERVICE MÉDICAL. — L'École doit posséder son service médical propre; une visite quotidienne est indispensable, car beaucoup d'invalides ont encore besoin de soins (massage, gymnastique, thermothérapie des moignons ou des membres estropiés), et certains peuvent être atteints d'affections médicales qu'ils ignorent ou cherchent même à dissimuler (vénériens).

L'hygiène est à surveiller de près : aération et salubrité des locaux d'habitation et des ateliers, propreté individuelle assurée par des bains-douches hebdomadaires, nourriture saine et abondante, toutes ces questions ont une importance évidente; il suffit de les mentionner.

ASSURANCE CONTRE LES ACCIDENTS A L'ATELIER-ÉCOLE (3). — Des consultations juridiques ont été provoquées par la plu-

(1) BOURRILLON, *loc. cit.*, p. 84.

(2) AMAR. La rééducation professionnelle des blessés et mutilés ue la guerre. *Rev. de Métallurgie*, Oct. 1915, t. XII, p. 933.

(3) CARLES, *loc. cit.*, chap. IX (la question des assurances).
BOURRILLON, *loc. cit.*, chap. VI, p. 86-88.
BITTARD. Les Ecoles de blessés, chap. X, p. 138-168. — *Alcan* 1916.
FONTANE. La responsabilité des œuvres de rééducation des mutilés de guerre au point de vue des accidents. *Paris-Médical*, 2 Déc. 1916, n° 49, p. 496-497.

part des écoles sur la responsabilité qu'elles encourent au cas d'accidents survenus à leurs élèves.

« L'application de la loi du 9 Avril 1898 présuppose l'existence d'un contrat de travail ou d'apprentissage entre la victime et la personne à qui une indemnité est réclamée. Si ce lien contractuel impliquant subordination directe de l'employé à l'employeur fait défaut, le risque particulier défini par la loi ne se rencontre plus. Il ne peut plus être question que d'une responsabilité délictuelle ordinaire dans les termes de l'art. 1382 du Code civil. Ainsi en ont décidé nombre d'arrêts de là Cour de cassation » (PAUL PIC). Il paraît donc très certain que, si les écoles d'apprentissage restent sur le terrain bien défini de l'instruction, sans but de lucre, elles ne sont pas soumises à l'application de la loi de 1898.

Par contre, la responsabilité de ces œuvres reste engagée dans les limites de l'art. 1382 du Code civil, c'est-à-dire dans tous les cas où une faute pourrait être imputée à la Direction ou à l'un de ses représentants : installation défectueuse d'une machine-outil, défaut de surveillance, travail dangereux confié à un débutant, etc...

« Les Ecoles feront donc sagement en contractant une assurance qui les couvre des risques courus. Il serait cependant excessif et onéreux d'assurer tous les apprentis contre la responsabilité civile. Mieux vaut ne faire porter la prime que sur ceux qui travaillent dans les ateliers utilisant des moteurs autres que la main de l'homme. Il sera aussi prudent de s'assurer contre les accidents occasionnés à des tiers par les élèves mécaniciens ou chauffeurs et d'assurer les contremaîtres qui, eux, bénéficient de la loi sur les accidents du travail. Enfin, il faudra assurer les apprentis placés dans l'atelier d'un patron qui tirerait profit de leur travail » (BOURILLON).

VII. — LA GESTION FINANCIÈRE
DE L'ÉCOLE PROFESSIONNELLE DE MUTILÉS (1)

Les dépenses à prévoir dans l'installation d'une école professionnelle sont de diverses sortes. Énumérons-les d'abord, nous rechercherons ensuite comment on peut les réduire le plus possible et à quelles ressources on devra faire appel pour les acquitter.

Les frais de premier établissement comprennent : la location d'un immeuble et son aménagement ; l'acquisition du matériel nécessaire à la pratique des métiers qu'on se propose d'enseigner. Le mieux serait d'utiliser, si possible, des établissements édifiés pour recevoir des collectivités (école de commerce ou d'agriculture, ancien séminaire, etc.) et qui, appartenant à la Ville ou à l'État, soient exonérés de toute servitude pécuniaire. Quant à l'outillage, on l'obtiendra souvent — en totalité ou en partie, comme don ou à titre de prêt — d'industriels et de commerçants désireux de témoigner ainsi leur sympathie aux Ateliers-Écoles.

Les dépenses courantes comportent : l'entretien des élèves (nourriture, habillement, chauffage, blanchissage), le paiement des professeurs et contremaîtres, l'achat enfin des matières premières employées à l'instruction des apprentis.

L'entretien des élèves internes coûte environ 2 fr. 50 par jour; un peu moins, lorsque l'École-Atelier est à la campagne et qu'elle possède un gestionnaire rompu à ces questions d'approvisionnement et d'alimentation.

Le paiement des professeurs et contremaîtres est assez variable, d'après la nature de l'enseignement dont chacun est chargé et le temps qu'il y doit consacrer. La base d'appréciation réside évidemment dans les traitements et salaires que valent à la ville des emplois analogues. L'utilisation par les Écoles du Service de Santé de professionnels mobilisés, de R. A. T. en sursis, d'infirmiers du cadre auxiliaire comme moniteurs et démonstrateurs, serait à

---

(1) Carles, *loc. cit.*, chap. VIII (l'Administration financière), p. 102-107.

Bourrillon, *loc. cit.*, p. 70-71.

conseiller dans un but d'économie, si elle n'exposait à des remaniements continuels du personnel enseignant au gré de l'autorité militaire.

Restent à envisager les frais d'achat des matières premières. De ce point de vue, les Ateliers-Ecoles ne se géreront pas autrement que de véritables maisons de commerce, si l'on veut éviter que leur fonctionnement ne soit par trop onéreux. Le problème à résoudre est le même dans les deux cas : acheter bois, fer, cuir, drap, etc., dans les meilleures conditions de prix et de qualité; revendre le plus avantageusement possible les objets manufacturés, de manière à couvrir non seulement les frais d'achat, mais à procurer aux apprentis le petit salaire propre à stimuler leur zèle. On comprend, sans qu'il soit besoin d'insister, quelle expérience technique et pratique des affaires on doit exiger de l'administrateur d'un tel atelier et quelle liberté relative on doit lui laisser dans le maniement et l'emploi des fonds.

Dans une certaine mesure, ces difficultés de gestion peuvent être éludées. On peut obtenir de l'Intendance et de l'Industrie privée qu'elles réservent aux ateliers de mutilés des commandes d'objets en série dont est fournie la matière première. La rémunération de ce travail « à façon » revient naturellement aux apprentis.

Les bénéfices tirés à Port-Villez du travail des 750 mutilés rééduqués et des 500 ouvriers qui les encadrent, sont tels, qu'ils couvrent tous les frais d'entretien et assurent aux travailleurs un petit salaire. Bien plus, ils auraient déjà permis l'amortissement de la moitié des 300.000 francs consacrés à l'achat de l'outillage, ainsi qu'il a déjà été dit.

En France, nos Ecoles, conçues avant tout pour l'instruction, sont loin de se suffire à elles-mêmes. C'est au concours financier des collectivités, des Chambres de commerce, des Conseils municipaux et généraux, et enfin, de l'Etat, qu'elles doivent faire appel pour faire face à leurs dépenses. Le Ministère de l'Intérieur dispose, dans ce but, de crédits importants, votés par le Parlement; c'est à lui qu'il appartient de fournir aux établissements de rééducation des mutilés — sur la présentation d'un programme et d'un budget précis — le complément des secours nécessaires et de vérifier l'emploi judicieux de ces subventions.

VIII. — **LE PLACEMENT**

Le placement des invalides est l'aboutissement logique
et pratique de la rééducation professionnelle, — qu'il n'implique pas, d'ailleurs, comme un antécédent nécessaire, car
il intéresse aussi, et d'emblée, les mutilés porteurs de
lésions telles qu'elles n'entravent pas la reprise spontanée
de l'ancien métier.

Ce placement des mutilés, professionnellement rééduqués,
n'est qu'un cas particulier du placement des ouvriers et
artisans normaux. Aussi, est-il assuré d'abord par les
mêmes organismes administratifs dépendant du Ministère
de Travail : les offices départementaux et les bureaux municipaux de placement.

Mais, de son côté, le Ministère de la Guerre, pour satisfaire aux nombreuses demandes d'emploi qu'il recevait des
militaires réformés, a organisé, le 29 Février 1916, le service spécial du Quai d'Orsay.

Enfin, les établissements de rééducation (ateliers ou écoles)
se préoccupent de placer directement le plus possible de
leurs élèves; c'est à ce résultat pratique que l'efficacité de
leur rôle est avant tout jugée par les intéressés.

Un bon moyen mis en œuvre par M. Droxsart à l'école
de Montpellier, pour connaître les débouchés régionaux,
consiste à demander à toutes les mairies, par l'envoi d'un
questionnaire imprimé, à compléter seulement par des
chiffres, quels sont les ateliers existants dans la commune,
quels sont ceux qui ont été fermés par la disparition de leur
propriétaire, quels sont les artisans dont l'établissement
local serait justifié (1). Ces renseignements sont à double
effet : *ils orientent la rééducation professionnelle donnée
à l'école, ils facilitent le placement rural ultérieur.*

*
* *

Le placement rencontre deux pierres d'achoppement :
1° Il faut que l'école se garde de surfaire la valeur ou-

---

(1) *Bulletin mensuel de la Soc. départementale d'encouragement à
l'agriculture de l'Hérault*, 1916, nᵒˢ 1 à 5, p. 29-34.

vrière réelle de ses élèves, mais bien qu'elle s'applique à fixer le salaire exact que mérite leur travail en fonction de son « fini » et de sa rapidité d'exécution. Une fiche de rééducation (AMAR) justifiera cette estimation. A ce compte seulement, le contrat entre le patron et l'ouvrier sera durable, on évitera le renvoi du mutilé au bout de quelques jours d'essai et la déception qu'il éprouverait, inhibitrice de tout nouvel effort.

2° Il faut parfois vaincre l'hésitation de certains patrons (malgré la rareté de la main-d'œuvre), à employer des mutilés dans les ateliers où des ouvriers complets et robustes n'échappent pas toujours aux accidents. Le risque à courir est incontestablement plus grand. « Si l'on veut que les portes de l'usine et de l'atelier ne se ferment pas au mutilé, il faut faire en sorte qu'il y ait égalité de charges entre ceux des patrons qui emploient des blessés et ceux qui n'en emploient pas. » La législation en cours d'élaboration (1) répond à ces difficultés, en prévoyant que, dans l'accident survenu au mutilé, la part de réduction de capacité imputable — d'après le jugement du tribunal — à l'infirmité de guerre sera supportée collectivement par tous les employeurs. « Le chef d'entreprise aura droit au remboursement de la quotité de rente correspondante à cette part, et ce remboursement lui sera fait sur un fonds spécial alimenté par la contribution des patrons et celle des compagnies d'assurance, à proportion des primes perçues par elles. » (BITTARD).

Enfin, on ne peut que regretter — sans en voir le remède — les résultats auxquels aboutissent parfois les efforts généreux, mais incoordonnés, des œuvres et des particuliers, qui rivalisent d'activité pour le placement des invalides. A chaque instant, tel mutilé réadapté au travail et placé avantageusement abandonne le *métier manuel* pour l'*emploi sédentaire* qu'on lui offre d'autre part; et, du coup, sont perdus la peine et l'argent consacrés à sa rééducation. Il y a là une neutralisation des énergies qu'il est bien difficile de prévenir, mais qu'on ne peut passer sous silence.

---

(1) BOURRILLON, *loc. cit.*, p. 88-91.
BITTARD. Les Écoles de blessés, p. 141-143.

IX. — LES ORGANISMES CENTRAUX DE COORDINATION ET DE DIRECTION DES ŒUVRES DE MUTILÉS

C'est par une véritable génération spontanée que se sont créées et développées en France les œuvres privées, urbaines et régionales de placement et de rééducation des invalides. Il était indispensable qu'un organisme directeur vint, par la suite, harmoniser tous ces efforts dispersés. Ainsi est né le 2 Mars 1916, d'un accord entre les Ministères du Travail, de la Guerre et de l'Intérieur, l'Office national des mutilés et invalides de la guerre.

1° L'*Office national* (1) comprend 3 organes : le comité d'administration, la commission spéciale de rééducation professionnelle, le conseil de perfectionnement, qui se partagent l'étude du vaste programme tracé par M. MÉTIN : recensement des mutilés et invalides de la guerre déjà réformés et des militaires au fur et à mesure de leur admission à la réforme N° 1 (2); — établissement de la liste générale des associations et œuvres privées qui se consacrent à l'assistance et à la protection des mutilés; — organisation du placement par les soins des services publics compétents et relevés périodiques des placements effectués par ces services publics et par les associations privées; — détermination des industries et professions dans lesquelles les invalides de la guerre pourront plus facilement trouver des emplois; — création des Offices départementaux, etc...

2° *Les Comités départementaux*, créés par la circulaire du Ministre du Travail, en date du 20 mars 1916, constituent le lien permanent entre l'Office national et le mutilé. Ce comité assure dans le département la coordination des efforts de l'Administration et des Associations privées. Il s'occupe d'organiser la rééducation professionnelle et d'assurer le

---

(1) L'office national des mutilés et réformés de la guerre. *Notice des Ministères du Travail, de la Guerre et de l'Intérieur*, 1916.

(2) Dans ce but, par circulaire 123 Ci/7 en date du 1ᵉʳ Juin 1916, le Sous-Secrétaire d'Etat du Service de Santé prescrit de remplir un bulletin de recensement et une carte d'observation médicale dans toutes les formations sanitaires où se trouvent des mutilés, ces fiches étant destinées mensuellement au Ministère du Travail.

placement des invalides de la guerre. Dans ce but, le chef de l'Office départemental de placement est appelé à faire partie du Comité départemental, qui, lui-même, est également représenté dans la commission administrative de placement. Parmi les membres de droit, on note aussi la présence d'un médecin militaire.

3° Enfin, le projet de loi rapporté par M. le Sénateur STRAUSS prévoit, par son article 4, le groupement en *centres régionaux* des écoles, sociétés et institutions de rééducation organisées par l'Etat, le Département, les Communes, et le rattachement à ces centres des organisations privées. Un tel groupement facilitera le contrôle de ces diverses écoles, de leur fonctionnement, de leur programme et de l'emploi qu'elles font des subventions accordées par le Ministère de l'Intérieur. Certes, les œuvres privées, très fières d'une initiative qui a prévenu l'action des pouvoirs publics, très soucieuses de ne pas s'en laisser confisquer le bénéfice moral, se montrent en général assez jalouses de leur indépendance. Nul doute, cependant, que la plupart n'acceptent le contrôle de l'Etat — s'il est la condition de son concours financier.

X. — LE ROLE DU SERVICE DE SANTÉ
DANS LA RÉÉDUCATION PROFESSIONNELLE

Cet exposé critique des principaux problèmes que soulève la rééducation professionnelle des mutilés était, me semble-t-il, nécessaire pour préciser de quelle manière pratique le Service de Santé peut et doit apporter son concours — en exécution de la circulaire du 2 Juin 1916 — à l'œuvre entreprise par l'État.

Remarquons d'abord que la période où son intervention s'exerce est tout particulièrement favorable ; il ne faut donc point la laisser s'écouler sans agir.

Les autres Ministères ont pour tâche le réapprentissage d'invalides réformés, déjà dispersés dans leurs foyers, par là même soustraits à l'action d'une propagande directe. d'ailleurs sceptiques sur le compte des avantages d'une rééducation qu'ils ne connaissent que par des affiches plus ou moins bien comprises — quand elles sont lues, — ou par les commentaires défiants de camarades mal informés.

Le Service de Santé, au contraire, peut intervenir beaucoup plus précocement, et partant, plus efficacement, auprès de blessés réformables, mais encore militaires, groupés, soumis à la discipline, et pour ces raisons, plus accessibles aux tentatives de conversion. collective ou individuelle, au travail. La *réadaptation s'annonce d'autant plus facile qu'elle est plus tôt mise en œuvre :* il la faut donc entreprendre avant que le blessé ne soit gâté par l'oisiveté et le désœuvrement durant cette période généralement fort longue où, guéri chirurgicalement de lésions consolidées. il reste l'hôte des formations sanitaires, dans l'attente d'un appareil prothétique et de la réforme. Sans doute, la création des Centres d'appareillage du Service de Santé réduira cette période, mais sans l'annuler. La confection d'un appareil définitif exigera toujours que le moignon soit, non seulement cicatrisé, mais débarrassé de l'œdème qui l'infiltre si souvent, d'où des délais inéluctables qu'il faut mettre à profit.

*
 * *

Nous l'avons vu, le premier et principal obstacle à la rééducation professionnelle, c'est la mentalité du mutilé. *Mais, qui peut mieux que le médecin* (1), *réussir dans cette tâche délicate, toute de tact et de ténacité, d'amener, tantôt par persuasion, tantôt par pression, le blessé à la compréhension de ses véritables intérêts?* Je ne reviendrai pas sur les procédés à mettre en œuvre dans ce but : le plus efficace sera incontestablement l'entretien en tête-à-tête où le médecin pourra faire accepter ses conseils, grâce à l'ascendant moral qu'il tient des soins donnés antérieurement à son interlocuteur. Les premières conversions sont les plus difficiles à obtenir; mais, *une fois créé le milieu favorable*, le recrument des mutilés réclamant les bénéfices d'une rééducation s'opère de lui-même, par la contagion du bon exemple.

Puis, le plus tôt possible, il faut que ces mutilés — et plus particulièrement les amputés — reçoivent un appareil prothétique provisoire et subissent, au Centre hospitalier même, sous le contrôle médical, une sorte de préapprentissage, de réadaptation fonctionnelle au travail. Pendant cette période, qui ne dépassera pas ordinairement quelques semaines, on vérifiera que les appareils prothétiques remplissent bien leur rôle, et, qu'avec leur aide, l'homme est réellement apte à entreprendre sa rééducation dans les métiers auxquels le vouent sa vocation et ses aptitudes physiques et intellectuelles restantes. La formation des gauchers que doivent devenir les amputés du membre supérieur droit exige des soins tout particuliers; au besoin, on recourra aux méthodes de Laboratoire, suivant la technique de AMAR, pour corriger plus rapidement le geste incoordonné, au début, du membre sain et pour éduquer la sensibilité et la motricité du moignon.

*
* *

En somme, c'est à cette opération préliminaire, d'ailleurs essentielle, de réadaptation psychique, fonctionnelle et instrumentale au travail que le Service de Santé devra consacrer — *et borner* — ses efforts.

Quant au réapprentissage proprement dit, le mieux est qu'il en laisse, en effet, le soin aux Ecoles professionnelles de mutilés, déjà fondées par les Villes, les Départements ou les divers Ministères. Techniquement, elles sont autrement qualifiées que lui pour ce rôle. Ces installations, élevées au rang d'externat ou d'internat, suivant le cas, des Centres d'appareillage après entente entre les Comités directeurs et le Service de Santé, seront agrandies au besoin, à frais com-

---

(1) Circ. S Ci/7 du 31 Janvier 1916.

muns, pour recevoir leurs nouveaux hôtes. Si des créations
nouvelles paraissent nécessaires (1), on se rappellera qu'il
faut en arrêter l'emplacement avant tout loin des villes. Ce
n'est qu'exceptionnellement qu'il conviendra d'avoir recours
aux ateliers patronaux où la surveillance des apprentis est
difficile et l'instruction très ordinairement sacrifiée à la production — surtout par ce temps de raréfaction de la main-
d'œuvre. D'ailleurs, la formation des artisans ruraux et des
cultivateurs dans les écoles d'agriculture officielles ou im-
provisées, devra tenir le premier rang dans la préoccupation
des organisateurs, puisqu'elle intéresse les deux tiers au
moins des mutilés et blessés.

La liaison entre le Service de Santé et les Œuvres civiles
se doit opérer tout naturellement dans le sein même des
Comités départementaux, sous la condition cependant que le
médecin militaire, membre de droit de ces conseils, soit —
non point le Médecin-chef de Place incompétent, que la Circulaire 4065 D du 25 Juin 1916 désigne à tort — mais *le chef
du Centre (ou du Service) de la rééducation*, autrement qua-
lifié, par ses fonctions mêmes, pour exposer les besoins des
mutilés qui lui sont confiés, et leur faire obtenir participation
aux ressources dont le comité est dispensateur.

Les avantages de cette collaboration entre médecins et
techniciens philanthropes nous paraissent considérables.
Avec elle, le Service de Santé élude, en effet, deux grandes
difficultés :

D'abord, celle de la *gestion financière* des ateliers-écoles,
à laquelle le préparent mal ses règlements rigides, peu compatibles avec la liberté et la souplesse des maniements de
fonds qu'exige toute opération commerciale (et la rééducation des mutilés en est une, en ce qui concerne l'achat des
matières premières, le contrôle de la fabrication, la vente
des produits manufacturés, etc...);

---

(1) Remarquons pour qui contesterait l'utilité de telles dépenses
que ces créations d'ateliers d'apprentissage, d'écoles d'agriculture...
sont à double effet: elles ne se justifient pas seulement par le besoin
actuel *de la rééducation professionnelle des mutilés;* elles répondent
encore à la nécessité d'assurer par la suite *l'assistance aux orphelins
de la guerre* sous une des formes les plus efficaces... Sur ce point
les deux œuvres ont des intérêts communs et se pourraient partager
les premiers frais d'établissement.

Ensuite, celle de la *direction technique*, dont il ne saurait, sans présomption, assumer seul la charge. Les écoles professionnelles de mutilés sont, au contraire, généralement bien préparées à ce double rôle, par la composition même de leur comité directeur.

De leur côté, ces écoles, qui connaissent actuellement la crise pénible du recrutement — car les invalides réformés n'écoutent guère leur appel — gagneront à leur collaboration avec le Service de Santé les élèves qui leur manquent. Ainsi, elles satisferont à leur noble ambition de servir, elles trouveront enfin leur pleine raison d'être.

Quant au mutilé en voie de rééducation professionnelle, quel ne serait pas son embarras si deux sortes d'établissements distincts le réclamaient, selon qu'il est encore militaire ou réformé, et s'il lui fallait, le jour où il est rayé des cadres de l'Armée, quitter l'un pour l'autre (1). A l'école mixte, sa rééducation se poursuivra tout entière, quelle que soit sa situation, sans interruption ni changement de maîtres.

Restent à préciser les conditions auxquelles le Service de Santé obtiendrait l'admission de ses blessés comme internes dans ces écoles, si l'éloignement du Centre hospitalier ne permettait pas de recourir au régime plus simple de l'externat. Ce pourrait être au prix d'une allocation journalière égale à celle qu'il accorde aux hôpitaux auxiliaires, ou mieux un peu supérieure, en raison des frais d'apprentissage (paiement des professeurs et des contremaîtres, achat de matières premières, etc...), qui s'ajoutent aux frais d'entretien proprement dit.

En somme, peu importe que ce prix de journée soit versé par le Service de Santé aux écoles professionnelles de mutilés ou dépensé par lui-même dans ses propres établissements : la mesure préférable est évidemment celle qui, à charges pécuniaires égales, assure le bénéfice supplémentaire de la réadaptation au travail des invalides.

*
* *

En terminant, j'exprimerai deux vœux :

La Circulaire du 2 Juin, *prise à la lettre*, restreint les bénéfices de la rééducation professionnelle aux seuls mutilés appareillables, assujetis à la prothèse. Ne conviendrait-il pas

---

(1) La circ. 317 Ci/7 du 15 Nov. 1916 a depuis peu résolu cette difficulté en accordant au blessé le droit de rester, après réforme, au Centre de rééducation pour y terminer son réapprentissage.

d'en étendre les effets à tous les blessés définitivement estropiés et irrécupérables pour l'Armée ?

D'autre part, la rééducation des mutilés est essentiellement une *question régionale*, d'abord, parce que chaque contrée a ses industries, ses cultures, qu'on ne peut apprendre que sur place ; ensuite, parce que les Villes et les Départements ne consentent volontiers à s'imposer des charges que si ce doit être au profit de leurs compatriotes. Il apparaît ainsi que *l'évacuation sur sa région d'origine de tout blessé candidat à la réforme — dès qu'il est transportable — devrait être une mesure générale, précocement et automatiquement appliquée.* Mais, bien qu'elle ait été prescrite à diverses reprises par le Sous-Secrétariat du Service de Santé (sous une forme d'ailleurs trop restrictive, puisqu'elle ne vise que les mutilés *guéris* ou *cicatrisés*) (1), cette règle n'est qu'imparfaitement observée ; évidemment, elle contrarie le chirurgien ou le spécialiste soucieux d'observer les effets éloignés de l'intervention ou du traitement qu'il mit en œuvre chez ses blessés... Cette évacuation régionale s'impose cependant comme une des conditions de succès de la rééducation professionnelle des mutilés.

---

(1) « Il va sans dire que tout en facilitant le recrutement des écoles de rééducation professionnelle de votre région, vous n'oublierez pas l'intérêt souvent essentiel pour les mutilés de se rattacher à leur pays d'origine, et par suite *vous devrez le cas échéant les faire admettre dans les écoles régionales les plus proches de ce pays.* » (Circ. S Ci/7 du 31 Janv. 1916).

« Tout militaire susceptible d'être évacué sur un centre de spécialité ou sur un hôpital sanitaire sera, en principe, dirigé sur le centre ou l'hôpital sanitaire le plus proche de sa résistance. » (Circ. 120 Ci/7 du 1ᵉʳ Juin 1916).

« Les amputés ou les mutilés ayant besoin d'un appareil prothétique doivent toujours être, après guérison de leur blessure dirigés sur le centre d'appareillage dont est tributaire la région où ils ont été hospitalisés, *ou sur le centre d'appareillage le plus proche de leur domicile, s'ils en font la demande.* » (Annexe à la circ. 7.788. 3/7 du 2 Juin 1916).

TABLE DES MATIÈRES

Impr.-Libr. Militaire Universelle L. Fournier, 264, Boulevard Saint-Germain, Paris

9 782013 702355